AF586696

L'ENSEIGNEMENT

DE

L'OBSTÉTRIQUE

AUTREFOIS ET AUJOURD'HUI

Leçon d'ouverture du cours de clinique d'accouchement, de la Faculté de médecine de Paris.

PAR

le Professeur A. PINARD

XXI MARS 1890

PARIS

MAISON QUANTIN

7, RUE SAINT-BENOIT

1890

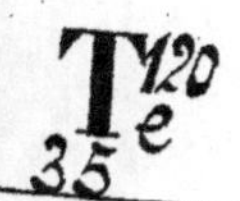

L'ENSEIGNEMENT

DE

L'OBSTÉTRIQUE

AUTREFOIS ET AUJOURD'HUI

EXTRAIT DE LA *REVUE SCIENTIFIQUE*

L'ENSEIGNEMENT

DE

L'OBSTÉTRIQUE

AUTREFOIS ET AUJOURD'HUI

Leçon d'ouverture du cours de clinique d'accouchement.
de la Faculté de médecine de Paris.

PAR

le Professeur A. PINARD

XXI MARS 1890

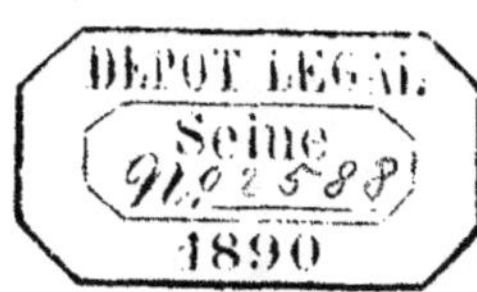

PARIS

MAISON QUANTIN

7, RUE SAINT-BENOIT

—

1890

L'ENSEIGNEMENT

DE

L'OBSTÉTRIQUE

AUTREFOIS ET AUJOURD'HUI

MESSIEURS,

J'abordais cette chaire avec une profonde et vive émotion. Si vos applaudissements me réconfortent, m'affermissent et m'encouragent, ils augmentent, si possible, la somme de gratitude dont aujourd'hui mon cœur déborde!

Aussi bien, j'ai hâte d'exprimer ma reconnaissance.

A vous d'abord, dont l'accueil si sympathique, laissez moi dire si chaleureux, a fait pour moi de ce jour une date inoubliable;

A vos aînés qui, dans les jours d'épreuve, dans les heures de lutte, m'ont toujours soutenu;

A nos maîtres qui m'ont ouvert les portes de la Faculté, c'est-à-dire qui m'ont fait réaliser ce que j'osais à peine entrevoir dans mes rêves les plus ambitieux, j'adresse l'expression la plus profonde et la plus cordiale de mes premiers remerciements.

Mais j'ai contracté tant de dettes de reconnaissance que je vous demande la permission, non pas de m'acquitter, ce qui serait impossible aujourd'hui et jamais, mais simplement de montrer que je ne n'ai point oublié, et que je ne suis ni indifférent ni ingrat.

Des dettes de reconnaissances? mais j'en suis accablé!

Et comment en aurait-il pu être autrement? Écoutez et jugez.

Fils de paysan, l'aîné de cinq fils, sortant de l'école primaire, j'arrive à Paris le 6 juin 1862, non pas en sabots, mais avec une blouse de belle toile bleue et une jolie casquette grise.

Je connaissais à Paris une seule personne, un mien cousin, sellier de son état, excellent homme, grand cœur, mais qui n'était guère connu que de ses voisins, ses fournisseurs et ses clients. Il est vrai que, parmi ces derniers, se trouvait la Faculté de médecine. Mon cousin avait l'honneur d'habiller les chevaux de la Faculté! Aussi, après avoir été passablement interloqué, quand, en lui faisant mes confidences, je lui appris que j'avais l'ambition de devenir médecin, sa bonne figure se rasséréna et avec un sérieux que je n'oublierai jamais, il me dit : Tu veux entrer à la Faculté, rien ne sera plus facile, je connais le chef du matériel!

Arrivé le 6 juin 1862 dans ces conditions, j'étais nommé le 26 juin 1889, professeur de clinique d'accouchements à la Faculté de médecine de Paris.

Comment cela put-il arriver? je vais vous le dire. J'avais reçu de mes parents deux choses inestimables : une santé vigoureuse et l'amour du travail. Avec ces deux armes aussi indispensables l'une que l'autre, avec ces deux trésors, que me fallait-il? Des conseils et des appuis.

J'ai trouvé, j'ai rencontré, on m'a offert, on m'a donné tout cela et plus que cela, puisque j'ai rencontré, en sus, l'amitié.

Mon premier maître, l'instituteur de mon canton, fut mon ami et m'apprit tout ce qu'il savait. Un médecin habitant mon pays, Méry-sur-Seine, le Dr Bacquias, esprit aussi distingué que modeste, me fit connaître et aimer la science. Arrivé à Paris, le hasard me plaça chez un pharmacien dont le plaisir était d'enseigner, le bonheur de voir parvenir ses élèves. Ayant passé mes baccalauréats, j'arrive à la Faculté de médecine, et je rencontre un aide d'anatomie qui s'occupait de tous les élèves de son pavillon. On m'a dit alors que j'avais eu de la chance, je le crois aussi : cet aide d'anatomie, devenu mon cher Maître et ami, s'appelait Farabeuf!

Dans les hôpitaux, ma bonne étoile me guidant sans cesse, je fus l'élève de Chassaignac, Cusco, Woillez, Richet qui tous furent pour moi plus que des maîtres.

Enfin, la fortune me souriant toujours et me comblant, j'étais accepté en 1873, comme son interne à la Maternité, par M. Tarnier.

Ce que M. Tarnier fut pour moi, je ne puis l'exprimer, qu'il me suffise de vous dire que c'est à lui que je dois d'occuper cette chaire!

Ce n'est pas tout : commençant à enseigner à mon tour, je rencontrai en nombre, sur ma route, des élèves aussi dévoués que travailleurs qui furent mes collaborateurs et constituèrent pour moi une force énorme et des titres précieux.

Je vous ai fait connaître ces phases de ma vie, simplement à titre d'encouragement pour vous, et aussi pour prouver qu'à notre époque, les privilèges de la naissance et de la fortune ne sont plus indispensables pour arriver à une situation enviée et dans laquelle on peut rendre des services.

Vous comprenez maintenant comment je pus parcourir mes étapes et franchir les obstacles; mais aussi, vous ne vous étonnerez pas si, arrivé au but, me retournant, j'envoie de cette chaire que j'occupe pour la première fois, le souvenir le plus attendri à ceux qui m'ont encouragé, aidé, aimé et qui ont disparu, et j'adresse du fond du cœur à tous mes maîtres, amis, collègues et parents, l'expression la plus vive de mes sentiments de respectueuse, profonde et filiale reconnaissance.

MESSIEURS,

Le plus souvent, en prenant possession de sa chaire, le professeur, après avoir exprimé ses sentiments de gratitude, a un premier devoir à remplir.

Il doit prononcer l'éloge de son prédécesseur. Je ne me trouve pas dans ces conditions, puisque cette chaire vient d'être créée et que mes Maîtres bien-aimés sont heureusement vivants et assez bien portants pour qu'il me soit permis d'affirmer que le moment où on pourra exposer publiquement le bien qu'ils ont fait, et dire tout haut le bien qu'on pense d'eux, est encore fort éloigné.

Ayant toute liberté, j'ai pensé, en inaugurant cette chaire, à vous entretenir de l'enseignement obstétrical d'autrefois comparé à l'enseignement obstétrical d'aujourd'hui.

Ce sujet me permettra, je crois, de vous montrer ce que vous devez à vos maîtres et à la Faculté, et me servira de programme et de profession de foi.

Pour que vous puissiez comprendre ce que pouvait être l'enseignement obstétrical autrefois, il est nécessaire que je vous expose brièvement ce qu'était l'art des accouchements, au point de vue pratique et scientifique, pendant les XVIIe et XVIIIe siècles.

Je n'irai pas au delà, puisqu'à ce moment encore on n'était guère sorti des doctrines hippocratiques.

Pendant le moyen âge, la médecine s'était réfugiée et conservée dans les cloîtres, elle n'avait pour représentants que les ecclésiastiques, à qui il était défendu de pratiquer des opérations sanglantes ; la parturition était regardée comme une fonction devant s'accomplir naturellement; les médecins considéraient alors toute opération manuelle comme un acte subalterne; les souvenirs du gynécée faisaient encore considérer comme indécent d'appeler les hommes pour accoucher les femmes ; aussi les accouchements étaient, on peut le dire, entièrement entre les mains des sages-femmes ou des matrones.

Donc on ne doit pas être surpris de voir Guillemeau, dans sa préface de l'*Heureux accouchement,* essayer de légitimer le but qu'il poursuit, montrer le rôle du chirurgien dans l'accouchement naturel et contre nature, et ajouter à ces raisons « qu'il a été aiguillonné à agir ainsi par la complaincte de Soranus » qui n'est, comme on le sait, que le cri de la femme en douleur accusant les hommes de s'occuper de choses légères et inutiles et de ne rien faire pour adoucir leurs souffrances.

Or, comment les sages-femmes pouvaient-elles prendre connaissance de leur art? Soit en étant admises comme *apprentisses* à l'Hôtel-Dieu, soit en faisant un stage de trois ans chez une sage-femme jurée.

Qu'apprenaient les sages-femmes à l'Hôtel-Dieu? Mlle Carrier, dans son livre sur les *Origines de la Maternité*, nous renseigne à ce sujet.

C'est vers 1630 que, pour la première fois, une femme fut admise à l'apprentissage à l'Hôtel-Dieu. Avant cette époque, il y avait bien, pour soigner les femmes *gisans d'enffants*, soit une *ventrière des accouchiez* (1378), soit une maîtresse des accouchées (1385), soit une maîtresse *saige-femme* (1505), mais pas d'élèves.

D'abord, on ne prit qu'une apprentisse, qui sortait au bout de trois mois et était remplacée par une autre. Quelque temps après, on en prit deux, puis trois et enfin quatre. Les raisons pour lesquelles ce nombre ne fut pas dépassé, exposées par le bureau le 30 juin 1733, sont aussi intéressantes qu'instructives (1) :

« L'intérêt particulier de ces apprentisses et plus encore l'intérêt public demandent qu'elles acquièrent une capacité suffisante pour l'accouchement, l'une des opérations les plus importantes et les plus usitées qui se fassent sur le corps humain. Elles ne peuvent acquérir cette capacité que par le fréquent exercice, pendant trois mois que dure cet apprentissage. L'usage et l'expérience ayant fait connaître que le travail, dans la salle des accouchées de l'Hôtel-Dieu, ne pouvait occuper que la maîtresse sage-femme et quatre apprentisses tout au plus, entre lesquelles elle partage également les accouchements au fur et à mesure qu'elles sont

(1) Le bureau était composé de huit bourgeois de Paris.

instruites. Admettre une cinquième apprentisse, ce serait diminuer pour chacune le nombre des opérations absolument nécessaires pour les former, ce serait leur ôter le moyen de les perfectionner, en sorte qu'elles sortiraient après leurs trois mois, instruites à demi, ce qui rejaillirait incontestablement sur le public et sur les femmes qui les appelleraient à leur secours, dont la vie et celle de leur fruit se trouveraient exposées à des périls évidents, par le défaut d'expériences et de capacité suffisante. De plus, aux accouchements qui se font à l'Hôtel-Dieu, pendant que l'une des apprentisses opère sous les yeux de la maîtresse sage-femme *toujours présente,* les trois autres la voient opérer commodément, sans que ce nombre cause d'embarras à l'opératrice. On a remarqué, au contraire, que quand il y en a eu cinq, les quatre spectatrices nuisaient beaucoup à celle qui opérait, qu'elles se nuisaient entre elles, ce qui a même occasionné des accidents qui ont été funestes aux femmes qu'on accouchait, ce qui est encore un nouvel obstacle à la perfection de ces apprentisses. »

Ces quatre places étaient très recherchées. Pour être admise, il fallait apporter une somme qui varia de 20 à 180 livres, et n'être ni huguenote ni étrangère.

Pour montrer la supériorité de l'instruction que recevaient les apprentisses sages-femmes de l'Hôtel-Dieu, je vous citerai ce passage de Dionis : « Il y a, dit-il, de meilleures sages-femmes à Paris qu'en aucune ville du royaume, parce qu'il y a l'Hôtel-Dieu, où il se fait une infinité d'accouchements, et où elles sont reçues en apprentissage. Elles y demeurent pendant trois mois; les premières six semaines elles sont à regarder les accouchements que fait celle qui est avant elles, et les autres six semaines elles font tous les accouchements qui se présentent pendant ce temps, et elles les font tous, en présence de la maîtresse sage-femme qui est choisie entre les plus habiles de Paris. »

Tel fut le berceau de cette École qui deviendra la grande école de la Maternité.

Comment les élèves qui ne passaient pas par l'Hôtel-Dieu pouvaient-elles devenir sages-femmes? Soit, comme je l'ai dit plus haut, en faisant un stage de trois ans chez une sage-femme jurée, soit en faisant ce qu'a fait Louise Bourgeois : « Je me mis, dit-elle, à étudier Paré, et m'offris à accoucher la femme de notre crocheteur. Je pratiquai cinq ans avec pauvres et médiocres, au bout desquels je me fis recevoir jurée à Paris. » Ce qui ne l'empêcha pas de devenir sage-femme de la reine Marie de Médicis.

Les sages-femmes devaient, en vertu de leurs statuts, demander leur instruction aux chirurgiens jurés et assister à leurs consultations. Mais Corlieu nous apprend que les chirurgiens ne mettaient aucune complaisance à leur égard et négligeaient de leur faire des leçons, de sorte qu'elles demandèrent en 1635 à être instruites par la Faculté de médecine.

Nous verrons tout à l'heure ce que celle-ci pouvait leur offrir.

Voilà pour les sages-femmes et les élèves sages-femmes.

Passons maintenant aux accoucheurs et aux étudiants.

Sous l'impulsion scientifique du barbier chirurgien d'Avesnières, qui devint premier chirurgien du roi, Ambroise Paré, et de Guillemeau, son élève, l'art des accouchements s'élève.

Après le malheur arrivé à Louise Bourgeois en accouchant Marie de Bourbon-Montpensier, femme de Gaston d'Orléans, les femmes répugnèrent moins à se faire assister par des hommes lors de leurs accouchements.

L'ère des véritables accoucheurs va s'ouvrir.

Le XVIIe siècle va nous donner Mauriceau, Peu, Portal ; le XVIIIe, Amand, Dionis, de La Motte, Grégoire, Puzos, Levret.

Comment apprirent-ils pour devenir ce qu'ils furent?

Pour acquérir la théorie des accouchements, il faut, dit Dionis, lire les bons auteurs qui en ont écrit, comme Guillemeau, Mauriceau et quelques autres; pour la pratique, on ne la peut observer qu'en cherchant toutes les occasions d'accoucher le plus que faire se pourra. L'Hôtel-Dieu est le lieu où il se fait le plus d'accouchements, parce qu'on y reçoit toutes celles qui s'y présentent et que c'est l'endroit seul où on peut se rendre habile en peu de temps.

Quelle était donc la situation de l'élément médical à l'Hôtel-Dieu?

L'office des accouchées était attaché au département d'un médecin titulaire de l'établissement, qui y faisait une visite d'une heure chaque matin.

Ces médecins changeaient d'abord tous les deux mois, puis tous les trois mois; en 1687 seulement, le bureau décida qu'ils ne changeraient plus que tous les six mois.

Le médecin prescrivait le régime et les remèdes que la sage-femme devait administrer. A partir de 1660, le délivre dut être conservé par les sages-femmes pour être montré au médecin.

Les saignées et autres opérations chirurgicales étaient pratiquées par un des douze compagnons chirurgiens choisi par le bureau non par ancienneté, mais « selon qu'il était jugé le plus propre à travailler dans la salle des accouchées ».

Il devait accoucher également les femmes vérolées, qui étaient placées dans une salle spéciale. Enfin, dans les cas difficiles ou périlleux, la sage-femme faisait appeler le premier chirurgien de l'Hôtel-Dieu ou, à son défaut, le premier compagnon gagnant maîtrise ou chef des compagnons.

En résumé, nous voyons à l'Hôtel-Dieu des médecins, des chirurgiens, des sages-femmes, mais pas d'accoucheurs.

Examinons maintenant comment les étudiants pouvaient y apprendre et y apprenaient les accouchements.

Mauriceau et Peu étudièrent certainement les accouchements à l'Hôtel-Dieu.

Pendant combien de temps?

Je n'ai trouvé aucun renseignement à cet égard, si ce n'est la dispute de ces deux accoucheurs, dans laquelle on voit que Mauriceau accuse Peu « de n'avoir pas étudié du tout dans cet hôpital (ce qui était faux), tandis que lui, en 1660, y a, en quatre mois, accouché plus de 300 femmes ».

D'un autre côté, Petit accuse Mauriceau de n'y avoir accouché que quatre à cinq femmes.

Portal, au contraire, travaille à l'Hôtel-Dieu l'espace de treize ans, de 1650 à 1663, mais plus comme élève en chirurgie que comme élève en obstétrique.

De La Motte ne fut que chirurgien externe à l'Hôtel-Dieu, mais ne put y apprendre les accouchements, ainsi qu'il le dit lui-même :

« Il semble, dit-il, en lisant les livres de MM. Mauriceau et Peu, qu'il soit impossible de bien réussir dans la pratique des accouchements, à moins que l'on n'ait travaillé à Paris, à l'Hôtel-Dieu, dans la salle des accouchées. Il est vrai que cet hôpital est, pour les chirurgiens, la meilleure école de l'Europe et que j'aurais ardemment souhaité d'avoir pu y être admis aux opérations des accouchements... Cependant, quoique je n'aie pas eu le bonheur de m'exercer dans l'Hôtel-Dieu, en joignant la lecture à la pratique, les observations à la lecture et les réflexions aux observations, je n'ai pas laissé d'acquérir en peu de temps plus de réputation que je n'en pouvais attendre. »

D'après tous les documents, les chirurgiens et les élèves ne furent jamais que tolérés à l'office des accouchées, et seulement pendant un certain temps, car ils furent définitivement expulsés en 1782.

En effet, d'après le titre III du règlement de 1782, il est dit :

« Article premier. — Il ne sera jamais admis, pour quelque cause et considération que ce soit, aucun chirurgien du dehors dans la salle des femmes grosses et accouchées, soit pour apprendre l'art des accouchements ou pour s'y perfectionner.

« Art. 4. — En exécution du règlement du 4 avril 1730, concernant les étudiants en médecine qui accompagnent les médecins dans leurs visites, lesdits étudiants ne pourront, conformément audit règlement, être reçus sous aucun prétexte dans la salle des femmes grosses et accouchées. »

De la pratique passons à la théorie.

Comment cette dernière était-elle enseignée ?

Pendant le XVIIe siècle, elle ne l'était pas et ne pouvait l'être. La science des accouchements, encore à l'état embryonnaire, n'avait pas encore franchi la période analytique pour entrer dans celle de la synthèse.

Il fallait alors, comme le dit si bien de La Motte, pour apprendre théoriquement les accouchements, joindre la lecture à la pratique, les observations à la lecture et les réflexions aux observations. Ce ne sont pas des traités que l'on publie, ce sont des recueils d'observations. Mais bientôt la généralisation apparaît et donne naissance à l'enseignement obstétrical libre, lequel, vers la seconde moitié du XVIIIe siècle, va briller, selon Velpeau, du plus vif éclat aux yeux de l'Europe.

Parmi les professeurs libres, Grégoire fut un des plus célèbres. Déjà, pour se mieux faire comprendre, il avait imaginé un bassin en osier enveloppé de cuir, dans lequel il simulait une partie du mécanisme de l'accouchement. Puis vint Levret, qui n'était qu'un pauvre chirurgien, n'ayant peut-être jamais obtenu un grade au collège de Saint-Côme, et qui cependant, par son enseignement obstétrical, domina son siècle!

Et l'enseignement universitaire, direz-vous? Ah! messieurs, pour l'honneur de l'ancienne Université, je voudrais vous taire son rôle à cette époque, mais je ne le puis.

Aussi, pour ne pas être accusé de mauvaises intentions à son égard, puiserai-je dans le livre si suggestif et si remarquable que vient de nous donner le directeur de l'enseignement supérieur, M. Liard (*De l'enseignement supérieur en France de* 1789 *à* 1889), les documents qui me sont nécessaires.

« Alors, dit-il, que de tous côtés on réclamait contre l'insuffisance de l'enseignement donné par la Faculté, alors qu'elle était sans rapport avec les hôpitaux, c'est-à-dire ne possédait ni clinique interne ni clinique externe, elle est seule à ne pas s'émouvoir ; elle s'assemble périodiquement pour disserter sur les maladies courantes ; elle donne son avis sur mille sujets, par exemple sur les bains de la Samaritaine, sur un chocolat de fabrication récente, sur un nouvel étamage : pas un mot dans ses registres qui ait trait à l'amélioration de l'enseignement. »

Et ailleurs : « Une partie intéressante de la chirurgie, celle peut-être dont l'utilité est la plus immédiate, est sans contredit l'art des accouchements. » On l'enseignait dans les écoles de chirurgie, mais les apprentis chirurgiens n'en profitaient guère, du moins à en juger par cette déclaration que nous trouvons dans l'enquête ordonnée, en 1790, par le Comité de salubrité de l'Assemblé nationale : « Généralement, les chirurgiens n'entendent rien dans cette partie, quoiqu'il y en ait qui osent prendre sur eux d'accoucher. »

« Quel contraste, s'écrie M. Liard, que celui de la science et de l'enseignement au XVIIIe siècle! C'est une époque où tout se renouvelle et où tout se prépare... Dans ce mouvement, les Universités ne sont pour rien, et ce mouvement n'est presque rien pour elles. »

Ce qui se passe à Paris se passe dans toutes les autres Universités, sauf dans une... qui, hélas! pour le moment, n'est plus française, Strasbourg!

Sauf là, le jeune médecin quitte la Faculté sans pratique de son art, ses premiers sujets d'observation et d'opération sont ses premiers clients, et, comme le disait Diderot, s'il devient un habile homme, c'est à force d'assassinats.

A Strasbourg, au contraire, comme nous l'apprend

mon vénérable et éminent ami, le professeur Herrgott, dans le superbe monument qu'il traduit et édifie lui-même à l'histoire de l'obstétricie, les élèves pouvaient suivre la clinique.

Dès 1728, le conseil des XXI, de concert avec le préteur royal Klinglin et sous son approbation, créa une maternité à l'hôpital civil. Le règlement concernant l'admission des élèves en médecine et en chirurgie dans les salles de la Maternité est ainsi conçu :

« Afin que la chose publique ne subisse point de préjudice par manque de gens capables, l'autorité supérieure accorde au chef de la Maternité la faculté de faire, pour les élèves en médecine et en chirurgie, des cours publics et privés sur l'art des accouchements, l'autorise à se faire accompagner, dans ses visites à la Maternité, par un ou deux de ses élèves auxquels il pourra permettre de pratiquer sous sa surveillance, dans les cas qui pourront se présenter. »

« On voit clairement, dit M. Herrgott, que l'autorité avait un double but : permettre aux étudiants d'apprendre la théorie et la pratique des accouchements, et procurer à la ville et à la campagne des accoucheurs instruits.

« Ce n'est pas la première fois, ajoute-t-il, qu'on voit la sollicitude pour le bien des populations avoir pour effet secondaire les progrès des sciences et des arts. »

C'est de cette clinique dirigée par J.-J. Fried, c'est de là qu'est sorti Rœderer; c'est de là, chose triste à constater, et qui dans les circonstances actuelles est pour nous particulierement pénible, que sont sorties, comme le dit avec raison Osiander, toutes les écoles obstétricales de l'Allemagne !

Ainsi, en résumé, au XVIIe siècle et dans la première moitié du XVIIIe, absence d'enseignement théorique et clinique; dans la seconde moitié, enseignement théorique libre, enseignement officiel nul ou insuffisant.

Aussi, lors de la convocation des États généraux, se fait entendre un vrai cri de détresse concernant l'état lamentable de la médecine et de la chirurgie; et ce cri part de tous les ordres de la nation. L'insuffisance de l'enseignement est ressentie avec une vivacité extrême. Le même cri revient près de cent fois dans les trois ordres : « Pas assez de médecins, pas assez de chirurgiens, pas assez de sages-femmes ! »

Ce que partout on demande avant tout, c'est la création de cours d'accouchements. Des commissions sont nommées, de nombreux rapports sont déposés. M. de Beauchamp, en les rassemblant et les publiant, nous a permis de les juger. Ce sont presque tous des rapports aussi remarquables par la justesse des revendications que par l'élévation des idées. Tous ou presque tous réclament l'organisation de l'enseignement obstétrical théorique et clinique. Des projets l'on passe enfin à la réalisation. Les Universités qui avaient été si fortement ébranlées par la Constituante sont balayées le 15 septembre 1793 par la Convention, qui crée, le 14 frimaire an III, trois écoles de santé à Paris, Montpellier et Strasbourg.

Le 13 pluviôse, le comité d'instruction publique installe l'École dans les bâtiments de l'ancienne Académie de chirurgie, où est la Faculté actuelle, et dans le couvent des Cordeliers, où sera, mais plus tard, la première clinique d'accouchements.

12 professeurs titulaires sont nommés et 12 professeurs adjoints.

Le programme du cours d'accouchements est ainsi réglé :

Ce cours sera divisé en trois parties :

La première traitera de l'art d'accoucher et de toutes les connaissances propres à le perfectionner ;

La deuxième, de l'art de conserver les enfants nouveau-nés.

La troisième, de celui de conserver les femmes grosses, en couches et accouchées.

Les deux professeurs nommés furent A.-V. Leroy, titulaire, et J.-L. Baudelocque, adjoint. Cette chaire devait durer quatre-vingt-quatorze ans. Elle fut transformée, comme nous le verrons dans un instant, en 1888.

Voici les noms des professeurs qui l'ont successivement occupée :

TITULAIRES.

1794-1816.	A.-V. Leroy.
1816-1818.	*Chaire vacante.*
1818-1822.	Pelletan.
1823-1829.	Desormeaux.
1830-1862.	Moreau.
1863-1883.	Pajot.
1883-1888.	Tarnier.

ADJOINTS.

1794-1810.	J.-L. Baudelocque.
1811-1822.	Desormeaux.

Cette école, créée surtout pour donner des officiers de santé capables aux armées et à la flotte, ne fut pas pourvue de clinique obstétricale.

Mais la Convention, après avoir songé à transporter les femmes enceintes de l'Hôtel-Dieu auprès des Enfants de la Patrie déjà établis au Val-de-Grâce, fit arrêter les travaux, et, le 10 vendémiaire an IV, un projet de décret fut adopté en ces termes :

« La Convention nationale décrète que l'établissement de santé déjà commencé au Val-de-Grâce sera transporté à la maison de la Bourbe et à l'ancien Institut de l'Oratoire. »

La Maternité était créée! Mais elle était alors installée rue d'Enfer, dans les bâtiments de l'Oratoire.

Ce ne fut que le 1er octobre 1814 que la maison d'accouchements et l'école des sages-femmes furent transportées dans l'abbaye de Port-Royal, où elles sont encore à l'heure actuelle et où nous sommes aujourd'hui.

Ainsi, à partir de 1794, enseignement théorique donné à la Faculté aux étudiants et aux sages-femmes pendant un semestre, le semestre d'été. Aucun enseignement clinique.

Seules, les élèves sages-femmes de l'Assistance publique, internées à la Maternité, recevaient dans cette magnifique école créée, on peut le dire, par Mme Lachapelle, une instruction obstétricale complète, c'est-à-dire théorique et pratique. Le premier accoucheur en chef fut Baudelocque; celui qui l'a quittée hier s'appelle Tarnier.

Lachapelle, Baudelocque, Tarnier !

Ces noms suffisent à vous faire comprendre comment, depuis le commencement de ce siècle jusqu'à nos jours, tant de générations de sages-femmes remarquablement instruites sont sorties de cet établissement et à vous convaincre que la réputation de cette grande école n'est point une réputation usurpée.

Mais tandis que les élèves sages-femmes de l'Assistance publique recevaient cette instruction idéale, les élèves de la Faculté, étudiants et sages-femmes, en étaient réduits à la portion congrue. L'enseignement théorique leur était donné souvent avec éloquence — les noms que je vous citais tout à l'heure en sont la preuve — mais ils étaient insuffisants et doublement insuffisants. L'enseignement était théorique, et il n'était donné que pendant un semestre.

Quant à la clinique, les élèves ne pouvaient l'apprendre que dans des cours et établissements particuliers. Ce fut le beau moment des professeurs libres.

Je vous demande la permission, pour bien vous faire comprendre la situation des étudiants qui désiraient apprendre les accouchements à cette époque, de vous lire une page de Siebold, dans laquelle il donne la relation d'un voyage qu'il fit à Paris en 1831, et une page écrite par Velpeau en 1835 :

Par contre, je fus peu satisfait de l'état des choses concernant ma spécialité à Paris. Je fus très désagréablement impressionné par les affiches placardées à tous les coins des rues et annonçant des cours d'accouchement par tel ou tel professeur. J'avais été très froidement reçu par les Français auxquels je me présentais comme professeur d'accouchement en Allemagne, jusqu'à ce qu'un de mes amis me conseillât de m'annoncer en qualité de professeur de la Faculté de médecine de Marbourg. Dès lors, je fus généralement accueilli avec bienveillance. Cela se comprend : à Paris, tout le monde est professeur. Il y a des professeurs de danse, d'escrime, d'écriture et des professeurs pour les chiens. J'en ai rencontré de ces derniers sur le pont Neuf, où ils stationnaient avec leurs élèves qu'ils mettaient en vente après les avoir éduqués. A cette époque, Paris n'avait pas encore d'établissement public où les étudiants en médecine pussent aller étudier les accouchements. Ce fut Paul Dubois qui, en 1835, organisa le premier l'instruction pratique. Jusque-là, la pratique s'apprenait dans des salles dites d'accouchement, où des femmes pauvres prêtes à devenir mères étaient amenées par des sages-femmes. Aussitôt après leur délivrance, on les emmenait. Même des sages-femmes annonçaient par des enseignes, des écriteaux, des écussons, qu'elles tenaient des cours d'accouchement à l'usage des étudiants. J'ai copié une de ces annonces qui m'avait frappé. Elle était ainsi conçue :

« Madame Dutilleux, *maîtresse sage-femme jurée*, reçue par la Faculté de médecine de Paris, enseignant avec autosisation depuis nombre d'années la chirurgie des accouchements pour messieurs les élèves en médecine, tant nationaux qu'étrangers, continue ses cours journaliers de théorie et de pratique pendant toute l'année scolaire. Madame Dutilleux continue aussi de recevoir comme pensionnaires les dames enceintes à toutes les époques de la grossesse. Elle est visible tous les jours dans son cabinet, rue du Paon, n° 2, depuis dix heures du matin jusqu'à une heure. »

A ma question pourquoi on manquait d'un établissement aussi nécessaire aux étudiants, sans lequel toutes les leçons ne pouvaient être que théoriques... on me répondit à plusieurs reprises : « C'est contre la moralité! » La moralité et Paris !...

D'un autre côté, Velpeau s'exprime ainsi :

Ainsi la tocologie est enseignée à Paris au XIXe siècle comme elle l'était au XVIIe et au XVIIIe siècle, après Baudelocque, comme au temps de Mauriceau, de Levret ou de A. Petit! Toutes les avenues de la pratique d'une science si essentielle pourraient-elles être encore longtemps fermées aux élèves, en France, quand elles leur sont si libéralement ouvertes partout ailleurs ? Non; il n'est pas possible qu'un fait qui contraste d'une manière si tranchée avec l'enseignement des autres branches de la médecine se maintienne davantage parmi nous. Quelque chose de mieux que ce qui existe se prépare déjà. Une clinique active, confiée à un nom illustre, à un maître capable, va enfin être établie près de la Faculté de médecine par les soins de son habile doyen; mais ce n'est point encore assez. Notre pays et sa métropole doivent une institution plus vaste et plus complète au siècle actuel. Il faut que les portes de la Maternité s'ouvrent aux étudiants en médecine, et que plusieurs professeurs fassent des cours libres dans cette maison. Qu'un accoucheur ait en outre un enseignement public à l'hôpital Saint-Louis; qu'on en place un encore et surtout à l'Hôtel-Dieu; qu'il y ait dans la capitale de quatre à six cliniques tocologiques, comme il y en a de douze à quinze pour la médecine, et bientôt, j'en ai la conviction, l'art des accouchements reprendra chez nous la prééminence qu'on ne lui contestait point il y a vingt-cinq ans, et que la France ne doit pas perdre, placée comme elle l'est plus que jamais à la tête des nations scientifiques et libérales.

Cependant une chaire de clinique avait été décrétée en 1823, lors de la réorganisation de la Faculté, et Deneux en avait été nommé titulaire; mais cette chaire ne fut jamais pour Deneux qu'une chaire virtuelle, elle n'exista jamais de fait.

Ce fut en 1834 seulement que la première chaire de clinique obstétricale fut créée et mise au concours. Paul Dubois fut nommé professeur le 20 mai, et le 1er décembre de la même année avait lieu l'ouverture de sa clinique obstétricale à l'hôpital des cliniques.

Dubois occupa cette chaire jusqu'en 1862, époque où il prit sa retraite et fut remplacé par Depaul de 1862 à 1883. M. Pajot passa de la chaire de théorie à cette chaire de clinique et vint achever là sa brillante carrière professorale. Il y resta jusqu'en 1887 et prit sa retraite. M. Tarnier, délégué dans les fonctions de professeur de clinique, fut définitivement nommé le 16 février 1889.

Dans cette clinique furent admis les étudiants français et étrangers et les élèves sages-femmes, ceux-là le jour, celles-ci la nuit.

Le professeur avait pour collaborateurs un chef de clinique, une sage-femme en chef et une sage-femme en second. Les élèves purent alors voir et faire des accouchements.

Mais étant donné le nombre croissant des élèves et celui stationnaire des accouchements effectués à la clinique, les matériaux devaient bientôt se montrer insuffisants. De nouvelles et justes réclamations s'élevèrent, professeurs et élèves demandant une réorganisation ou une adjonction en rapport avec les nécessités de cet enseignement.

En 1880, M. Vulpian, doyen de la Faculté, prononçait les paroles suivantes le jour de l'inauguration de la nouvelle clinique d'accouchement, en présence de M. Dumont, directeur de l'enseignement supérieur :

> Nous recevons, chaque année, environ six cents docteurs en médecine. Il est impossible qu'un aussi grand nombre d'aspirants au doctorat — auxquels il faudrait joindre les aspirants au titre d'officier de santé et nos élèves sages-femmes — puissent s'initier, dans un seul service de clinique, à la pratique des accouchements. Quels que soient les autres moyens proposés pour remédier à un état de choses aussi profondément regrettable, la nécessité s'imposera, un jour ou l'autre, de doter la Faculté de médecine d'un second service de clinique obstétricale. *De toutes les chaires nouvelles que l'on puisse réclamer pour notre Faculté, c'est assurément, selon moi, celle dont la création répondrait le mieux à un besoin urgent de l'enseignement médical professionnel.*

Quelques jours après, M. J. Ferry, ministre de l'instruction publique, demandait l'avis de la Faculté sur l'utilité, le plus ou moins d'urgence, de la création de certaines chaires qui avaient été sollicitées et qui étaient au nombre de six, parmi lesquelles figurait en deuxième ligne la seconde chaire de clinique obstétricale.

Or, à la demande du ministre, au vœu du Doyen si clairement exprimé dans son discours prononcé à l'inauguration de la nouvelle clinique, il fut répondu par la Faculté (dont les professeurs s'étaient réunis pour délibérer sur ce sujet) que l'utilité et l'urgence de la création d'une deuxième chaire de clinique obstétricale ne se faisaient nullement sentir. Ce fut le professeur de clinique d'alors qui fit émettre ce vote !

En 1881, avec l'autorisation du Doyen, je publiais sur le fonctionnement de la clinique les renseignements suivants :

En 1875-1876, pendant que j'étais Chef de clinique, 135 élèves examinaient des femmes pendant la période scolaire :

2 élèves	examinèrent	des femmes	5 fois.
5 —	—	—	4 —
16 —	—	—	3 —
43 —	—	—	2 —
69 —	—	—	1 —

Les autres élèves inscrits sur mes cahiers ne répondaient pas à l'appel. Pourquoi?

Les uns ne venaient pas par insouciance, je le reconnais; les autres, et le plus grand nombre, parce qu'après être venus pendant un mois sans pouvoir examiner une femme, ils s'en allaient découragés et ne revenaient plus.

Et alors quel est le résultat de cet état de choses? Il est désastreux à tous égards.

Désastreux pour les élèves lorsqu'ils abordent le cinquième examen.

Bien plus désastreux encore pour les femmes qui sont soignées par des médecins qui ont pu traverser cette filière avec succès, et qui, cependant, ont tout à apprendre au point de vue obstétrical.

Et nombre d'élèves sont reçus docteurs qui n'ont *jamais examiné une femme ni assisté à un accouchement!* — Cela est monstrueux, mais cela est ainsi.

C'est à ce moment qu'un cours complémentaire d'accouchements, cours théorique et pratique, fait par un agrégé, fut institué.

C'était un acheminement.

Enfin, à la retraite du professeur Pajot, la Faculté demanda que la chaire de théorie fût transformée en chaire de clinique, et que les cours théoriques fussent faits par les agrégés en exercice et toute l'année.

Ce vœu fut ratifié par le Conseil des Facultés et par le Ministre, cette transformation fut décrétée, et on arrêta que l'installation de cette chaire aurait lieu à la Maternité.

Je vous ferai grâce de la série de difficultés qui précède toute installation en général, mais qui fut particulièrement pénible à propos de celle-ci.

Il fallut toute la ténacité, tout le dévouement de M. Brouardel, l'appui de M. Tarnier, l'esprit si bienveillant et si largement ouvert au progrès de M. Peyron, Directeur de l'administration générale de l'Assistance publique, pour arriver à installer cette deuxième clinique, ouverte officiellement aujourd'hui.

Je serais injuste et ingrat si je n'adressais à M. le Ministre de l'instruction publique, à M. le Recteur de l'Académie, au Conseil municipal et au Conseil de l'Assistance, mes plus vifs et mes plus sincères remerciements, car c'est grâce à l'opiniâtreté des uns et au bon vouloir des autres que cette réalisation put avoir lieu.

Deux cliniques obstétricales, des cours théoriques faits pendant toute l'année à la Faculté — vous savez avec quel talent — par les agrégés en exercice, des manœuvres obstétricales sur le mannequin pendant le semestre d'été, voilà ce que la Faculté met à votre disposition.

Vous avez de plus, pour vous instruire, les services d'accouchements créés dans les hôpitaux en 1882, au nombre de sept à l'heure actuelle, qui vous sont libéralement ouverts, et où les chefs de service mettent largement chaque jour leur expérience et leur savoir à votre disposition.

Ne suis-je pas autorisé à vous dire que la réalité dépasse les vœux et les espérances de Velpeau ?

Aussi, me mettant pour quelques instants (mais pour quelques instants seulement) en dehors de la Faculté, puis-je vous affirmer que, si dans le siècle prochain, un émule de M. Liard vient dépouiller les archives, il trouvera à chaque pas la preuve de l'esprit de réformes, de progrès, de sollicitude constante pour les élèves, qui anime la Faculté de médecine.

Si l'évolution a été lente au début, que de conquêtes en quelques années !

Il a fallu du temps pour faire comprendre à tous l'importance de l'obstétrique ; laissez-moi vous dire qu'il en faudra beaucoup encore pour que chacun soit convaincu des difficultés qu'on rencontrera toujours pour l'apprendre.

Même avec tous les matériaux qui sont à votre disposition, il vous faut, si vous ne voulez pas être nuisibles, si vous voulez être utiles dans la pratique, il vous faut déployer, je vous le dis sans détour, une ténacité, une énergie, une persévérance peu en rapport avec les mœurs de la grande majorité des étudiants actuels.

Non, messieurs, on ne peut apprendre les accouchements comme on apprend la médecine et la chirurgie.

Oui, certes, il y a des points de commun; la théorie obstétricale s'apprend comme on apprend la pathologie interne et la pathologie externe, mais la clinique obstétricale ne s'apprend pas comme on apprend la clinique médicale ou la clinique chirurgicale. L'obstétrique opératoire ne peut s'apprendre comme on apprend la médecine opératoire.

En effet, vos maîtres éminents vous ont dit comment vous deviez apprendre la clinique médicale et la clinique chirurgicale.

Ils vous ont appelés, ils vous appellent le matin, ils vous convient à suivre régulièrement leurs visites, à voir examiner et à examiner vous-mêmes les malades. Et quand, à cette visite du matin, vous vous êtes montrés assidus et zélés, on ne vous en demande pas davantage.

Ici, au contraire, nous vous disons, quand bien même vous viendriez régulièrement le matin, quand bien même vous auriez, pendant ce temps, vu examiner et examiné vous-mêmes un grand nombre de femmes enceintes, en travail ou accouchées, vous ne sauriez pas les accouchements, vous ne seriez pas des accoucheurs.

Vous pourriez apprendre la grossesse, vous pourriez savoir ce qu'est une femme enceinte, vous arriveriez à connaître les suites de couches, mais voilà tout. Si ces notions sont indispensables, elles sont insuffisantes.

Tous les matins, je pourrai vous montrer des grossesses à tous les âges, je pourrai vous montrer des grossesses normales et pathologiques, des suites de couches dans leurs manifestations les plus diverses. Je ne pourrai vous montrer l'accouchement dans toutes ses périodes. Je pourrai vous montrer, suivant les caprices du hasard, des femmes en travail; mais, sauf exception, je ne pourrai vous montrer, quelle que soit la durée de ma visite, une parturition complète. Et cependant c'est cette parturition complète que vous devez connaître. Tout en restant naturelles, le plus souvent les parturitions ne se ressemblent guère, et vous devez vous être familiarisés avec la plupart d'entre elles.

S'il est des femmes qui accouchent en quelques heures, il en est dont le travail exige plusieurs jours et plusieurs nuits.

Il faut que vous sachiez reconnaître le premier début de cet acte, et quand le travail sera franchement déclaré, quand vous devrez suivre pas à pas l'accomplissement de cette fonction naturelle, mais douloureuse, que de choses à surveiller, à prescrire, à exécuter, suivant telle ou telle période !

Vous avez la responsabilité des deux existences qui sont en jeu; de là une observation attentive, sagace et persistante.

J'ai lu dans un livre récemment couronné par la Faculté et dont je ne puis et ne veux dire de mal, puisque je n'en pense que du bien, que la propreté et la patience suffisaient presque, dans les accouchements naturels.

Cela est bon, en effet, cela est nécessaire, indispensable, mais cela est loin d'être suffisant.

Pendant le travail de l'accouchement, non seulement vous devez être propre, aseptique, comme nous disons à l'heure actuelle, non seulement vous devez être patient, mais vous devez, dans la plupart des cas, posséder des qualités qui vous permettent de lutter victorieusement contre l'entourage, contre la parturiente, contre vous-même.

Je m'explique.

Vous aurez à lutter contre l'entourage, dis-je. En effet, vous ne serez pas seul avec la parturiente, ses proches sont près d'elles, et les manifestations plus ou moins bruyantes de la douleur de celle-là retentiront presque toujours sur eux. Leurs physionomies anxieuses vous interrogeront sans cesse, et bientôt vous serez incité à faire quelque chose pour atténuer, amoindrir ou faire disparaître les souffrances. Désir légitime s'il en fut, mais que vous ne pouvez exaucer. Vous seul devez juger ce qui est nécessaire, saisir les indications et y répondre, satisfaire à ce qu'exige la situation de la mère et de l'enfant, sans jamais faire entrer en ligne de compte, quand il s'agit de prendre une détermination, l'effarement ou l'angoisse de ceux qui les entourent.

Vous avez à lutter avec la parturiente.

Vous savez, en effet, que l'accouchement sans douleur est un mythe; cela se dit, cela ne se voit pas. Toute femme qui accouche est une femme qui souffre. Quelques-unes souffrent moins, d'autres souffrent, mais restent silencieuses; celles-ci sont l'exception. Le plus souvent vous verrez les pauvres femmes en travail s'agiter et se tordre, se lamenter et se désespérer. A cette agitation physique correspond le plus souvent une dépression morale profonde. Constamment vous serez interrogé par ce visage suppliant. Vous aurez, pendant des heures, pendant des jours, à répondre que la fonction s'accomplit plus ou moins lentement, mais naturellement.

L'agitation sera quelquefois poussée à l'extrême : ce ne sont plus des plaintes, ce sont des supplications poignantes, quelquefois même ce sont des injures ! Et sachant que, dans la profondeur de l'organisme, tout s'effectue physiologiquement, naturellement, vous devez rester calme. Vous dépenserez le plus souvent en pure perte votre éloquence, si toutefois vous en avez, ce qui n'est pas nécessaire (car j'ai souvent regretté de n'être pas sourd-muet); et vous attendez, et vous patientez.

Mais vous admettrez avec moi que cette patience n'est pas la patience naturelle, mais une patience voulue, j'allais dire une patience scientifique.

Vous avez à lutter contre vous-même.

Ainsi que je viens de vous l'exposer brièvement, près d'une parturiente, vous avez à vous occuper et à vous préoccuper constamment d'elle-même et de son enfant; vous avez à surveiller incessamment les progrès du travail, vous avez à chercher ce qui peut favoriser l'accomplissement de cette fonction, vous avez à lutter contre les anxiétés légitimes mais importunes de l'entourage; vous avez à triompher des supplications de votre cliente, et tout à l'heure vous aurez à lutter contre vous-même.

Ce n'est pas l'impatience ordinaire que vous aurez à vaincre, mais vous aurez à vous raidir contre un sentiment bien autrement puissant.

Comme on l'a si bien dit : « Tout homme a la religion de la souffrance, » et bientôt, sous l'influence de ce sentiment, si vous n'y prenez garde, l'accoucheur va disparaître et l'homme seul restera. Et cet homme qui est là, fatigué par de longues heures, brisé par la responsabilité qu'il encourt, énervé par les supplications des uns et les cris des autres, cet homme ne voit plus qu'une chose, ne veut plus qu'une chose : la cessation des souffrances, et il va tout faire pour cela.

Que d'interventions prématurées n'ont pas reconnu d'autres indications! Que de désastres en sont résultés!

Ce tableau n'est pas chargé, noirci à dessein, et il ne représente que l'accouchement plus ou moins long, plus ou moins pénible, mais naturel.

Que sera-ce s'il survient un accident, si vous avez à lutter contre une complication ? Il ne vous faut plus seulement du calme, du sang-froid, de la décision; il vous faut une âme d'airain.

Un accident survient; le plus souvent aucune manifestation extérieure ne trahit son existence : vous seul savez que l'une des deux existences qui vous sont confiées est en danger, quelquefois les deux. Il faut par un mot, par un geste, essayer de le faire comprendre aux personnes qui vous entourent sans les effrayer; il faut prendre de suite une détermination. Vous ne pouvez ni consulter vos auteurs, ni vous éclairer des conseils d'un confrère, ni faire partager votre responsabilité. Il vous faut agir seul, souvent au milieu de la nuit, sans aide quelquefois; il faut suppléer à tout, et dans ces conditions pratiquer, non pas à ciel ouvert, mais dans les régions profondes et cachées, l'opération d'où dépend peut-être le salut de deux existences, n'ayant pour guide et pour flambeau que le souvenir de ce que vous aurez vu faire ou fait vous-même dans le cours de vos études !

Comprenez-vous maintenant pourquoi je vous disais que l'obstétrique ne s'apprend pas comme la médecine et la chirurgie ? Comprenez-vous pourquoi vous ne passerez jamais trop, je pourrais dire jamais assez, de journées et de nuits dans une salle de travail ? Voyez-vous les raisons pour lesquelles vos maîtres les plus expérimentés et les plus habiles, c'est-à-dire connaissant mieux que personne les difficultés que vous aurez à vaincre, les luttes que vous aurez à soutenir, les heures angoissantes que vous aurez à traverser, ont sans cesse réclamé tout ce qui est nécessaire pour vous instruire et vous familiariser avec ces situations difficiles et dangereuses ?

Comprenez-vous combien vous devez, combien nous devons être pour eux remplis de gratitude ?

Si vous n'éprouvez aujourd'hui ce sentiment de reconnaissance, vous l'éprouverez plus tard, j'en suis sûr, et cela le premier jour où, grâce à l'expérience que vous aurez acquise dans une clinique, vous serez sorti victorieux d'une situation semblable à celle que je vous dépeignais tout à l'heure.

La Faculté, après de longs efforts, est parvenue à mettre entre vos mains les éléments qui vous sont nécessaires pour apprendre les accouchements.

Peut-être nos arrière-neveux trouveront-ils ces moyens insuffisants et feront-ils plus et mieux ; c'est probable, on peut même dire que c'est certain.

Mais aujourd'hui un grand progrès est en voie d'accomplissement. Vous avez deux cliniques obstétricales qui vous sont largement ouvertes et où vous trouverez constamment tous les matériaux nécessaires à votre instruction. L'une est dirigée par M. Tarnier, notre maître à tous : c'est assez vous dire ce que vous trouverez là.

L'autre m'est confiée.

Ayant un pareil modèle a suivre, étant entouré de collaborateurs aussi intelligents que dévoués, j'espère ne pas faillir à ma tâche et me montrer digne de mes Maîtres, digne de la Faculté qui m'a choisi, digne de la situation qui m'est confiée.

C'est vous dire que tout ce que j'ai de volonté et d'énergie, tout ce que je possède en un mot, je le mettrai avec bonheur au service de cette belle science que j'aime tant et de tous ceux qui veulent l'apprendre.

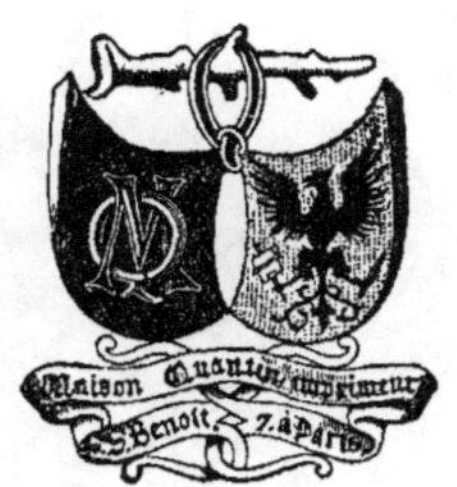
Maison Quantin, imprimeur
S. Benoit 7. à Paris

www.ingramcontent.com/pod-product-compliance
Lightning Source LLC
LaVergne TN
LVHW012020160826
845678LV00002B/931

* 9 7 8 2 3 2 9 6 6 3 0 2 9 *